Dᴿ Raphaël CASSAB
Licencié ès lettres

VARIATIONS

DE LA

Formule Cytologique

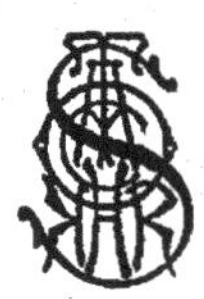

Au cours des Méningites tuberculeuses

A. STORCK & Cⁱᵉ, Imprimeurs-Éditeurs. LYON
PARIS, 16, rue de Condé, près l'Odéon

—

1904

Dr Raphaël CASSAB
Licencié ès lettres

VARIATIONS

DE LA

Formule Cytologique

Au cours des Méningites tuberculeuses

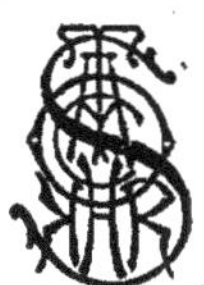

A. STORCK & Cⁱᵉ, IMPRIMEURS-ÉDITEURS. LYON
PARIS, 16, rue de Condé, près l'Odéon

—

1904

A LA MÉMOIRE DE MA MÈRE

A LA MÉMOIRE DE MA TANTE

A MON PÈRE

> *Dont la vie toute de dévouement, restera
> pour moi un exemple et un sujet
> d'affectueuse gratitude.*

A MON FRÈRE M. GABRIEL CASSAB

> *Témoignage de ma profonde affection.*

A MONSIEUR LE PROFESSEUR BONDET

Nous sommes heureux d'exprimer toute notre gratitude de l'honneur qu'il nous fait en acceptant la présidence de notre thèse.

A MONSIEUR LE DOCTEUR BARJON

Médecin des Hôpitaux.

Nous adressons nos sentiments de reconnaissance pour les documents qu'il a mis à notre disposition et les précieux conseils qu'il nous a sans cesse prodigués durant nos recherches.

A MESSIEURS LES PROFESSEURS AGRÉGÉS ROQUE, ROLLET ET PAVIOT

Qui ont bien voulu accepter d'être nos juges, nous adressons nos sincères remerciments.

INTRODUCTION

Depuis quelques années déjà l'étude cytologique
des éléments cellulaires contenus dans les épanchements des séreuses avait attiré l'attention des
auteurs. Ce fut le professeur Quincke qui, en 1882,
examina le premier les épanchements pleuraux et
péritonéaux d'origine néoplasique, et constata à côté
de quelques leucocytes et globules rouges, l'existence
des cellules néoplasiques et des éléments graisseux
formant une couche sur la surface du liquide retiré.
Ehrlich fit des constatations semblables. Dieulafoy
et plus récemment Auché et Carrière étudiaient à ce
point de vue les épanchements hémorragiques de la
plèvre. Winiarski, Korczuiki et Werniki avaient
remarqué en 1896 que les épanchements qui res-
taient séreux contenaient presque exclusivement des
lymphocytes, la prédominance des polynucléaires
indiquant au contraire la tendance vers la suppuration ou la nature cancéreuse du liquide. La ponction
lombaire imaginée et exécutée en 1890 par Quincke

dans un but thérapeutique a trouvé une application diagnostique des plus heureuses. L'exemple du professeur de Kiel fut suivi par plusieurs médecins allemands, nous citons Leyden, Stadelmann, Lichtein, Kronig, etc. qui auraient noté les uns des améliorations, les autres des guérisons d'hydrocéphalies, de méningites tuberculeuses et cérébro-spinales. Marfan cite des améliorations dans la méningite tuberculeuse.

La ponction lombaire, comme méthode de diagnostic, fut appliquée par Braun qui aurait trouvé le bacille de Koch cinq fois sur sept dans les méningites tuberculeuses. Furbringer l'aurait trouvé dans 70 p. 100 des cas. Stadelmann, dans 22 p. 100, etc.

Dans les méningites cérébro-spinales, Chantemesse et Millet, Besançon et Griffon et plusieurs autres auteurs ont trouvé le liquide rachidien purulent ou louche et constaté le méningocoque de Weichselbaum. Tuffier et Milian ont trouvé une application chirurgicale de la méthode dans les fractures du crâne.

Wentworth était le premier pour procéder à l'examen histologique. Cet auteur signale que, parmi les leucocytes contenus dans le liquide céphalo-rachidien, les lymphocytes prédominaient sur les mononucléaires et les polynucléaires dans les méningites tuberculeuses.

Marfan signale incidemment des globules de pus et de rares leucocytes dans les méningites tuberculeuses mais sans préciser davantage. D'après ce même auteur le liquide céphalo-rachidien des méningites tuberculeuses contient 1 p. 100 d'albumine alors qu'il n'en contient pas plus de 0,20 à 0,50 p. 100 à l'état normal.

Mya a constaté dans ce même liquide des leucocytes, des filaments de fibrine et des filaments épendymaires ayant la structure névroglique, filaments qui seraient pour cet auteur le meilleur signe de la méningite tuberculeuse.

Mais c'est à Widal et à son école que revient le mérite d'avoir établi, d'une façon précise et systématique, le rapport entre la qualité et la quantité des éléments figurés d'un épanchement et la nature de cet épanchement, d'avoir montré toute l'importance pratique de ces recherches et de les avoir érigées en une véritable méthode clinique.

Pour ne retenir que ce qui concerne le liquide céphalo-rachidien nous disons que c'est en octobre 1900 que Widal, Sicard et Ravaut firent connaître à la Société de biologie les résultats cytologiques de douze cas de méningites tuberculeuses et de deux cas de méningites cérébro-spinales. Les lymphocytes dominaient dans les premières et les polynucléaires dans les dernières.

De là, les auteurs eurent l'idée d'étudier ce même liquide dans les affections nerveuses, où la lésion méningée avait sa place à côté des altérations anatomo-pathologiques des centres nerveux.

C'est ainsi que Mono, puis Vidal et ses élèves communiquèrent leurs recherches sur les ponctions dans la paralysie générale; Brissaud et son école l'ont étudié dans le zona, Carrière, dans la sclérose en plaque et le tabès.

Enfin, Laignel-Lavastine, après soixante examens conclut que le liquide céphalo-rachidien doit être considéré comme normal tant que ce liquide présente un chiffre de leucocytes inférieur à 0,5.

Technique.

Nous exposons brièvement le manuel opératoire et la technique employée pour l'examen du liquide céphalo-rachidien au point de vue cytologique.

Pour ce qui est de la position à donner au malade, on peut ponctionner dans le décubitus latéral, les jambes du patient fléchies sur les cuisses, les cuisses sur le bassin et la tête inclinée en avant.

Une autre position qui est plus en faveur peut-être et que nous avons vu appliquée toujours avec succès, consiste à faire asseoir le malade sur le bord du lit ou sur un plan horizontal assez résistant. On lui fait fléchir la colonne vertébrale au niveau surtout des vertèbres dorsales. Dans cette position la tension du liquide est plus grande et ce dernier s'écoule plus facilement.

La ponction doit se pratiquer entre la quatrième et la cinquième vertèbre lombaire, dans le sac sous-arachnoïdien. Ainsi faite, cette ponction ne risque pas de léser la moelle qui, chez l'adulte, descend jusqu'à la deuxième vertèbre lombaire et l'aiguille ne rencontre que les filets nerveux de la queue de cheval qui grâce à leur gracilité fuient devant sa pointe et ne risquent pas d'être lésés.

Comme point de repère, on trace une ligne horizontale tangente au bord supérieur des deux crêtes iliaques. Cette ligne passe ordinairement sur l'apophyse épineuse de la quatrième lombaire. On plonge l'aiguille au-dessous de cette ligne en la dirigeant un peu obliquement de bas en haut et de dehors en dedans.

L'aiguille en platine iridié de 8 centimètres de long est un instrument de choix pour l'adulte.

Une fois la région stérilisée par les procédés ordinaires, l'opérateur place son index indicateur sur l'apophyse épineuse de la quatrième lombaire et 1 centimètre au-dessous, il enfonce l'aiguille. On perce la peau, le tissu cellulaire, la masse musculaire et le ligament jaune jusqu'à la dure-mère, au travers de laquelle l'aiguille pénètre en donnant une sensation particulière. Le liquide rachidien s'écoule immédiatement.

Les accidents que l'on doit éviter sont les suivants :

L'aiguille peut buter contre une lame vertébrale. Dans ce cas il faut se garder de forcer, car on risque de casser l'aiguille et de provoquer de vives douleurs.

Une fois que l'aiguille est bien en place, quelques gouttes de sang peuvent s'écouler. Ordinairement après quelques gouttes rosées, le liquide coule clair et limpide. Mais si ce dernier reste coloré, il faut retirer l'aiguille, car un capillaire quelconque a été intéressé.

On nettoie l'aiguille et on recommence la même opération. En effet on ne doit sous aucun prétexte recueillir du sang, car l'examen cytologique est faussé à cause des leucocytes en grande proportion contenues dans le sang.

Si le liquide céphalo-rachidien ne s'écoule pas par sa propre tension on peut l'aspirer d'une manière lente pour éviter toute décompression brusque.

On peut retirer sans inconvénient jusqu'à **20 c. c.** dans un tube à essai ; puis immédiatement, pour éviter le développement microbien, on centrifuge dans des petits tubes effilés pendant 8 minutes.

On décante le liquide en renversant le tube ; le dépôt resté au fond de l'effilure est dissocié dans le liquide qui tombe des parois du tube. On aspire ce dépôt avec une pipette effilée, on le dépose par petites gouttelettes sur une série de lames bien propres. On sèche rapidement à l'air puis on fixe les préparations soit par la chaleur à 110°, soit par l'alcool-éther. On colore ensuite à l'éosine bleu de méthylène, au triacide d'Ehrlich ou à l'hématine éosine. Ainsi fixé et coloré le résultat de la centrifugation est soumis à l'examen microscopique.

On reconnaîtra les diverses variétés de leucocytes par les caractères suivants :

1° Le lymphocyte de forme arrondie, à gros noyau fortement coloré et très peu de protoplasma ;

2° Le leucocyte mononucléaire de forme arrondie ou ovalaire, à petit noyau et grande couche de protoplasma ;

3° Le polynucléaire est formé de plusieurs noyaux ou un noyau principal étranglé en sa partie médiane et contient beaucoup de protoplasma.

Numération des éléments cellulaires.

On fait le pourcentage des différents éléments, en ayant soin d'opérer sur plusieurs centaines de ces éléments, et sur des préparations différentes.

Mais ce procédé ne donne que la quantité relative des éléments cellulaires. Pour avoir la quantité absolue de ces éléments répartis dans 1 millimètre cube. Laignel-Lavastine a, à propos du liquide céphalo-rachidien, proposé la méthode suivante : « Si le liquide est louche, les éléments cellulaires en suspension sont suffisamment nombreux pour pouvoir être énumérés par les procédés ordinaires avec les hématimètres de Hayem ou de Malassez. Mais si le liquide est clair, le nombre est trop faible pour qu'on puisse ainsi les énumérer, on procède alors comme suit : après centrifugation, on prélève une goutte du liquide restant après décantation, et dans lequel on a très intimement mélangé les éléments du culot ; on fait une numération des éléments de cette goutte à l'aide d'un hématimètre quelconque et le nombre des éléments par millimètre cube est alors donné par la formule :

$$x = \frac{N \times D}{V}$$

dans laquelle V représente la totalité du liquide mis dans le tube du centrifugeur, N le nombre d'éléments contenus dans un millimètre cube du liquide et D la quantité du liquide resté dans le tube après décantation et agité de façon à former une émulsion homogène. »

Cette numération globale pourrait être trompeuse d'après M. Widal « parce qu'elle nécessite parfois la dilution du dépôt dans une trop grande quantité de liquide. » Dans tous les cas ce procédé n'est pas d'usage courant.

Liquide céphalo-rachidien.

Nous croyons utile d'exposer brièvement sa composition normale, ses propriétés physiques et chimiques et son origine.

Ce liquide, considéré pendant longtemps comme une transsudation cadavérique, a été démontré sur l'animal vivant pour la première fois par Magendie en 1825.

De 60 grammes à 80 grammes en moyenne, le liquide céphalo-rachidien augmente avec les atrophies cérébrales et la vieillesse. Occupant l'espace laissé libre entre l'arachnoïde et la pie-mère, il enveloppe tout le système nerveux central, moelle et encéphale, pénètre dans les ventricules cérébraux par les trous de Magendie et Luschka et s'enfonce dans le canal épendymaire. C'est une sorte de coussin à la fois intérieur et extérieur, qui protège le système nerveux contre le changement continuel de pression.

En suivant les gaines lymphatiques, il pénètre dans l'intérieur même du névraxe et contracte des relations intimes avec la substance nerveuse.

De cette union intime il résulte que toute altération des méninges ou du névraxe retentit sur le liquide rachidien.

Le liquide céphalo-rachidien est limpide semblable à l'eau de roche.

Sa densité est de 1.005 à 1.020; incoagulable par la chaleur, il contient une faible quantité de sérum globuline, de matières minérales, des traces de graisse, de pyrocatéchine et de cholestérine, etc.

D'après Sicard : 1° Le liquide céphalo-rachidien, à l'état normal, est dépourvu de tout élément figuré;

2° A l'état physiologique il n'est pas doué de propriétés toxiques;

3° Il ne possède pas de propriété coagulante via-à-vis des humeurs non spontanément coagulables;

4° Il est un excellent milieu de culture pour les globules blancs.

La plupart des auteurs indiqu. que le liquide céphalo-rachidien tire son origine des vaisseaux du plexus sous-choroïdes, des vaisseaux de la pie-mère et de l'écorce.

MM. Lannois et Boulud, de Lyon, dans 17 dosages du glucose du liquide céphalo-rachidien, ont trouvé un résultat assez constant. Le chiffre présentait la moitié du taux du glucose du sérum sanguin. Ce fait, disent les auteurs, confirme l'idée que le liquide rachidien est un liquide de sécrétion et non de transsudation.

Division.

Les premiers travaux de Widal et ses élèves, au sujet de la formule cytologique du liquide céphalo-rachidien dans le cours des méningites tuberculeuses, ont donné des conclusions trop absolues sur l'existence d'une lymphocytose pure dans cette affection. Mais depuis, plusieurs travaux ont paru à ce sujet en France aussi bien qu'en Allemagne et en Italie, les uns confirmant, les autres infirmant l'absolutisme de cette formule lymphocytaire.

Aussi, inspiré par quelques cas que nous avons observés dans le service de notre maître le professeur Boudet, nous avons cru utile de faire de cette étude le sujet de notre thèse inaugurale.

Les observations que nous avons pu réunir dans les différents services et la littérature très riche à ce sujet nous permettent de diviser cette étude en cinq chapitres et une conclusion.

Dans le premier chapitre nous passons en revue l'étude des cas très nombreux et très minutieusement étudiés par les fondateurs de la méthode et où la lymphocytose pure est la formule constante et le signe pathognomonique des méningites tuberculeuses.

Le deuxième chapitre traite des cas assez nombreux aussi de méningites tuberculeuses où la formule cytologique quoique à prédominance lymphocytaire renferme aussi de 20 à 44 p. 100 de polynucléaires.

Dans le troisième chapitre nous étudions les cas qui, quoique moins fréquents que les cas des deux chapitres précédents n'en existent pas moins et sont

de nature à tromper le clinicien s'il s'impose ces formules cytologiques comme des lois devant lesquelles
doivent s'incliner toutes les données de la clinique
qui ont guidé fidèlement les grands cliniciens nos mai-
tres immédiats. Ces cas sont ceux où la formule cytologique est à prédominance polynucléaire ou à polynucléose absolue.

Dans le quatrième chapitre nous étudions les cas
de méningites tuberculeuses confirmées et où l'examen cytologique était absolument négatif.

L'intérêt de ce chapitre est grand comme nous le
verrons dans le cours de ce travail.

Dans le cinquième chapitre nous exposons som-
mairement les théories qui ont prévalu et nous discutons la valeur de chacune prise exclusivement, sans
toutefois résoudre le problème, car toute théorie
exclusive est sujette à caution.

Nous espérons pourtant que des travaux ultérieurs
et des plumes plus autorisées que la nôtre pourraient
dans l'avenir éclairer ce chapitre de pathologie générale et donner la clef de tant d'autres questions biologiques relevant des mêmes lois biologiques.

Enfin nous terminons en donnant les conclusions
où nous serons bref et précis.

Nous regrettons infiniment que, pressé par le
temps, nous n'ayons pu réunir suffisamment de documents et d'observations personnelles pour appuyer
plus solidement notre opinion et rendre plus que
probable notre manière de voir. Aussi, nous aimons
à croire que des travaux ultérieurs viendront justifier
amplement la thèse que nous soutenons aujourd'hui.

CHAPITRE PREMIER

Nous serons bref dans ce chapitre, car les travaux
de Widal et ses élèves et des auteurs qui se sont
montrés les défenseurs de la méthode, nous dispen-
sent de nous arrêter à confirmer ce qui a été démontré
par de nombreuses recherches tant en France qu'à
l'étranger. D'ailleurs, tel n'est pas le point que nous
nous sommes proposé dans ce travail, car la présence
de la formule lymphocytaire dans nombre de cas de
méningites tuberculeuses ne fait pas l'ombre de
doute. Aussi nous n'en parlons que pour être complet
et embrasser la question dans son ensemble.

C'est ainsi que Widal, Sicart et Ravaut, des douze
observations de méningites tuberculeuses vérifiées à
l'autopsie et où la formule lymphocytaire était présente, concluent que la lymphocytose caractérise la
formule histologique de la méningite tuberculeuse.
Leurs recherches expérimentales aboutissent à la
même conclusion.

Faisans rapporte deux cas de méningite tuberculeuse où la formule était nettement lymphocytaire,
ce qui a aidé l'auteur dans l'un des deux cas à poser

un diagnostic ferme que la marche clinique rendait incertain. Bourcy, Souques et Quiserne rapportent deux observations analogues et confirment l'opinion de Widal et ses élèves.

Wolf, tout en reconnaissant que cette méthode donne un signe de probabilité, conclut que la formule est uniquement lymphocytaire dans toute la durée des méningites tuberculeuses. Wentworth aurait constaté une prédominance lymphocytaire notable à côté de quelques polynucléaires rares.

Nous aurions pu multiplier les observations, si nombreuses, si nous ne craignions pas de nous éloigner de notre but. Mais le point sur lequel nous voulons insister dans ce chapitre est le suivant : De ce que la lymphocytose se rencontre fréquemment dans la méningite tuberculeuse, il ne s'en écoule pas qu'on soit autorisé dans les diagnostics hésitants à se prononcer en faveur d'un processus tuberculeux par le seul résultat de la ponction lombaire. La formule lymphocytaire a, dans bien des cas, induit en erreur et la marche clinique de la maladie a prouvé le non fondé de ce diagnostic téméraire. Aussi ne faut-il pas négliger dans ces cas difficiles toutes les données de la clinique, pour s'attacher uniquement aux seules recherches du laboratoire et compter sur l'infaillibilité d'une méthode dont il ne faut demander que ce qu'elle peut donner. C'est ainsi qu'enthousiasmés par les recherches que les premiers auteurs sont venus déposer et soumettre à la critique de différentes sociétés savantes, les cliniciens ont commis les erreurs les plus grossières pour avoir eu trop de confiance dans cette méthode au détriment de la clinique.

C'est ainsi que Rendu et Géraudel rapportent le cas d'une fracture du crâne sans symptômes appréciables. Les allures rappelaient celles d'une méningite. L'ensemble de ce syndrôme joint à l'aphasie donnait l'impression d'un ramollissement limité au lobe frontal gauche et en rapport avec une artérite tuberculeuse de la sylvienne. La formule lymphocytaire obtenue par la ponction de Quincke a confirmé les auteurs dans l'erreur. A l'autopsie, on a constaté une contusion cérébrale localisée au lobe frontal gauche sans le moindre tubercule. Les auteurs concluent que toute lésion irritative des méninges se traduit par une formule cytologique similaire.

Achard et Laubry rapportent un cas de tumeur que la clinique et la formule lymphocytaire ont étiqueté de méningite tuberculeuse. L'autopsie démontra une tumeur dans le lobe droit du cervelet.

Bendix rapporte cinq cas de méningite. Les cinq présentaient une formule lymphocytaire pure. L'auteur conclut à la méningite tuberculeuse. Or, dans un cas sur cinq, on avait affaire à une méningite purulente non tuberculeuse. En outre, le même auteur signale trois cas de méningite bactérienne où, une fois sur ces trois, il constata une formule lymphocytaire pure.

Méry et Bendix rapportent le cas d'un enfant de quatre ans et demi entré dans le service avec de la fièvre, une céphalée et de la constipation. Le malade couché en chien de fusil fuyait la lumière. Il avait de la raideur à la nuque et présentait le signe de Kernig modéré et une intermittence du pouls. Le cyto-diagnostic donna une formule lymphocytaire pure et abondante.

On crut autorisé de porter le diagnostic de méningite tuberculeuse tandis que l'évolution clinique et le séro-diagnostic démontrèrent qu'il s'était agi d'une fièvre typhoïde à forme méningée.

Abadie rappelle que dans la méningite tuberculeuse ce sont les lymphocytes qui prédominent. Pourtant dans quelques cas, dit-il, la cytologie a induit en erreur, et d'autre part toutes les méningo-myélites infectieuses ou toxiques, en particulier celles dues à la syphilis et à l'alcool, peuvent offrir une symptomatologie rappelant la méningite tuberculeuse. L'évolution ultérieure, et non le cyto-diagnostic, qui est le même dans les deux formes, permet seule de faire un diagnostic différentiel.

Tout dernièrement le Gendre et Terrien rapportent le cas d'une malade atteinte d'une méningite atténuée au cours d'une grippe et chez laquelle le liquide rachidien affirma la participation méningée.

Les auteurs ont assisté à l'éclosion des manifestations nerveuses : courbature prolongée, céphalée, pas de signe de Kernig, pouls en rapport avec la température, légère raideur de la nuque. On songea à la méningite et la ponction donna une formule lymphocytaire de moyenne intensité. Cette constatation réserva le diagnostic et l'on pouvait craindre que la grippe réveillât un processus bacillaire ancien, qui fût devenu le point de départ d'une méningite tuberculeuse. L'évolution de la maladie a montré qu'il n'en était rien et que la lymphocytose était l'indice d'une réaction atténuée des méninges au cours de cette affection grippale.

Nous-mêmes nous avons recueilli une observation, dans le service de M. Josserand, comparable au cas précité et dont nous donnons un résumé complet, prouvant une fois de plus que la lymphocytose peut se rencontrer dans des affections méningées autres que le processus tuberculeux.

OBSERVATION

Service de M. JOSSERAND.

III. Femmes.

Marie R..., âgée de dix-neuf ans, domestique, entre au service de M. Josserand à l'Hôtel-Dieu (salle III, femmes), le 13 mars 1904, pour des douleurs de reins.

Antécédents héréditaires. — Père mort il y a deux ans, mère bien portante et une sœur morte de méningite.

Antécédents personnels. — Réglée à quinze ans et régulièrement depuis. Elle ne se rappelle pas avoir eu d'autres affections qu'une laryngite en 1903 qui dura quelque peu de temps.

L'affection actuelle aurait débuté il y a huit jours assez brusquement.

En une journée, s'installent des douleurs névralgiques dans le côté gauche de la face et dans les reins à gauche. Elle souffre aussi de la gorge et du nez comme aux plus beaux jours de sa laryngite. Quelques frissonnements, elle n'a pas toussé, elle n'a pas eu de point de côté. Elle digérait bien, pas de diarrhée, pas de constipation, pas d'épistaxis, elle avait mal à la tête.

En outre, depuis samedi, elle souffre de l'oreille gauche sans que celle-ci coulât.

Actuellement. — Bon état général, pas d'amaigrissement. Aspect apathique, somnolent.

Rien à noter du côté du tube digestif.

L'appareil respiratoire est en état normal.

Rien du côté de l'appareil circulatoire. On entend seulement un souffle mésosystolique sus-apexien.

La malade se plaint d'une céphalée frontale et d'un abattement général.

Pas d'albumine.

Le séro-diagnostic tuberculeux fait le 21 courant a été négatif même à 1 p. 10.

Oreille gauche douloureuse à la pression.

Le 26 mars 1904. — Depuis son entrée la malade se plaint d'un mal de tête qui devient plus fort quand elle se remue. Elle se plaint également de douleurs de reins. Cependant il a fallu l'obliger à garder le lit à cause de la température qui restait élevée avec des oscillations et des irrégularités.

Amaigrie et abattue on ne peut pas en obtenir de réponse précise et elle crie dès qu'on la touche. On ne peut pas obtenir le signe de Kernig.

Pas de paralysie occulomoteur, photophobie prononcée.

La pupille, un peu dilatée, réagit mal.

Pas de paralysie.

La malade a eu deux vomissements dans la journée.

Pouls bat 100.

Température 38°8.

Les réflexes rotuliens sont forts et égaux.

Le séro-diagnostic typhique est négatif au 1/10.

Le 27 mars 1904. — Légère amélioration.

Le 28 mars 1904. — La malade va mieux. Elle affirme que depuis quelques jours avant son entrée elle aurait souffert de rachialgie et de douleurs dans les membres surtout inférieurs.

R. CASSAB.

Elle garde un peu de photophobie avec léger strabisme convergent dans les mouvements d'élévation.

Respiration : 36, régulière.

Pouls bat 80.

Température = 37°6.

Toujours des gargouillements dans la fosse iliaque droite; la malade est plutôt constipée depuis quelques jours.

Raie méningitique très nette.

Pas de Kernig.

Réflexes rotuliens exagérés.

Ces jours derniers la malade a eu des crampes et des sensations d'engourdissement dans les membres inférieurs et la main à droite.

Ponction lombaire. — M. Barjon pratique la ponction lombaire. Le liquide céphalo-rachidien s'écoule goutte à goutte. On en retire 5 c. c.

Le liquide est clair comme l'eau de roche.

La centrifugation donne un dépôt insignifiant.

Examen. — Les préparations contiennent 5 à 600 éléments au lieu de 4 à 5 à l'état normal. On constate :

Quelques globules rouges très altérés.

Lymphocytes 95 p. 100.

Polynucléaires 5 p. 100.

Dans la nuit du 30 mars 1904 la malade a une recrudescence de douleurs dans la tête et les reins.

Le matin elle a des vomissements; pas de parésie oculaire appréciable.

Raideur douloureuse très nette dans la nuque.

Pas de Kernig.

Légère contracture des membres inférieurs.

Réflexes rotuliens un peu forts.

Pouls bat 72, régulier.

Respiration = 44 à la minute.

1ᵉʳ avril 1904. — Même état, la malade a eu hier quelques vomissements; une céphalée violente, raideur de la nuque, pas de Kernig.

Pouls : 72, régulier.

Respiration : 36, régulière.

En plus d'hier la malade a quelques douleurs rachial-
giques.

Rien du côté des yeux.

4 avril 1904. — L'état de la malade s'est amélioré. Pas de
vomissements, moins de raideur de la nuque, moins de
céphalée. Toujours pas de Kernig.

Pouls : 103.

Respiration : 32.

On a fait trois applications de mouches de Milan : deux
aux tempes et une à la nuque.

Le 5 avril 1904, on applique deux mouches de Milan à la
nuque

6 avril 1904. — Pouls : 104.

Respiration : 23.

Il persiste un peu de céphalée, pas de vomissements, la
malade va spontanément à la selle. Elle prend une
alimentation mixte, la digestion est facile ; pas de ballonne-
ment du ventre.

La contracture de la nuque a bien diminué. Les réflexes
rotuliens sont un peu moins exagérés. La pupille est toujours un peu dilatée.

Le 8 avril 1904. — Le pouls bat 96.

La malade souffre encore un peu de la tête et il persiste
une contracture de la nuque. Pas de vomissements.

Pour la première fois on constate une douleur lombaire
fixe, exagérée par la position de Kernig.

Le 11 avril 1904. — Excellent état général. On supprime
la glace ; pas de céphalée. Il persiste à peine une douleur
dans la nuque. Sans provoquer de douleur on peut amener
le menton en contact avec le sternum.

Pouls : 124.

Température : 37°5.

L'ébauche de Kernig apparue le 8 a disparu. Il persiste
seulement une légère douleur des reins.

Les réflexes rotuliens ne sont pas sensiblement exagérés (légère tendance à gauche).

Le 13 avril 1904. — Pouls 124.

Réflexes normaux, pas de raideur dans la nuque, pas de céphalée, très légère douleur des reins.

La malade quitte le service complètement guérie.

Nous concluons de cet aperçu que la formule lymphocytaire se rencontre assez souvent dans les méningites tuberculeuses. Mais toutes les formules lymphocytaires ne sont pas fatalement d'origine tuberculeuse. Les exceptions qui plaident en faveur de cette théorie que nous soutenons sont nombreuses pour inviter à la prudence dans les interprétaion de cette formule dans les cas délicats.

CHAPITRE II

Formule cytologique mixte
à prédominance lymphocytaire.

———

Cette formule mixte, sans être plus fréquente que la formule lymphocytaire, n'en existe pas moins et son existence, sans faire rejeter d'emblée l'idée d'un processus tuberculeux, doit inviter à de sages réserves dans la discussion étiologique de la méningite, en s'entourant de toutes les données cliniques, et en invitant à la prudence dans le pronostic.

Les documents confirmant cette manière de voir sont fort nombreux et les méningites tuberculeuses qui présentent cette formule mixte sont assez considérables pour attirer l'attention du clinicien et lui faire éviter des erreurs de pronostic parfois compromettantes.

C'est ainsi que Bernheim et Moser, à côté des mononucléaires prédominantes, auraient trouvé beaucoup de polynucléaires dans nombre de cas de méningites tuberculeuses comme dans la méningite cérébro-spinale. Ils insistent également sur la présence fréquente de nombreuses cellules endothéliales, et soutiennent que parfois la formule peut se trouver en défaut.

Sur trois cas de méningites tuberculeuses confirmées, Griffon aurait constaté deux fois la formule lymphocytaire pure. La troisième formule présentait, à côté d'une lymphocytose prédominante, un petit nombre de polynucléaires.

Méry et Bonneix, sur quatre cas de méningites tuberculeuses confirmées à l'autopsie, auraient constaté deux fois une formule lymphocytaire pure; le troisième cas, à prédominance lymphocytaire, renfermait beaucoup de polynucléaires; le quatrième cas a présenté une formule mixte à prédominance polynucléaire très accusée.

Bernard rapporte l'observation d'une méningite tuberculeuse ayant donné à la première ponction une formule mixte, soit :

164 mononucléaires ;
36 polynucléaires.

Après une accalmie de quelques heures une recrudescence suivit. Une nouvelle ponction dans cet état donna la formule suivante :

43 mononucléaires ;
157 polynucléaires.

A la mort, on constata une granulation entre les deux lobes cérébelleux, une granulie des poumons et du péritoine et un épanchement enkysté dans les

plèvres avec du pus dans les bronches à microcoques
et diplocoques. L'auteur interprète le changement de
la formule par une infection secondaire grâce à l'inter-
vention d'un nouvel élément pathogène venant très
probablement des poumons et des bronches età puru-
lence banale. La première formule restant toujours
le résultat d'une méningite tuberculeuse. Cette observation est intéréssante à plusieurs points de vue.
D'abord, dans la première formule trahissant l'infection tuberculeuse, la proportion polynucléaire est
notable; en second lieu, la deuxième formule démontre combien une infection latente peut faire varier
une formule et rester elle-même quelquefois dans
l'ombre. Enfin, si l'on avait négligé la première ponction pour ne la pratiquer qu'au moment de la
deuxième, la formule aurait pu faire ébranler un
diagnostic toujours délicat à poser d'une manière
ferme dans de pareilles circonstances.

Laignel-Lavastine relate trois observations de
méningites tuberculeuses présentant une lymphocytose au-dessus de 63 p. 100. En d'autres termes, une
observation au moins devait donner 36 p. 100 de polynucléaires, les autres ne devant pas s'éloigner de
beaucoup de cette formule.

Lutier estime que 88 p. 100 des méningites tuberculeuses présentent une formule lymphocytaire. Si l'on
constate, dit l'auteur, une lymphocytose pure, on
peut affirmer la nature tuberculeuse. Si l'on trouve
une prédominance polynucléaire avec beaucoup de
lymphocytes, il faut réserver son opinion et répéter
les ponctions. Si la formule devient lymphocytaire,

sans coïncider, avec une amélioration on peut presque affirmer la tuberculose. Si elle reste polynucléaire on restera dans le doute. Mais l'abondance des lymphocytes doit faire penser à la méningite tuberculeuse.

Si l'on constate une absence d'éléments figurés, il est infiniment probable qu'il ne s'agit pas de méningite. Sans nous attarder à discuter toutes ces assertions, dont on trouve les objections en parcourant ce travail, nous retenons seulement les sages réserves que l'auteur fait lorsque la formule à prédominance polynucléaire contient encore relativement beaucoup de lymphocytes.

Tarchetti, Brion rapportent des observations à formules mixtes et, après avoir relaté les nombreuses observations de plusieurs auteurs concernant cette formule, ces auteurs concluent que cette formule très fréquente dans la méningite tuberculeuse doit être prise en considération toutes les fois qu'il s'agit d'une méningite. Barjon et Cade rapportent un cas de méningite tuberculeuse confirmée à l'autopsie où ils auraient trouvé 44 p. 100 de polynucléaires avec une marche insolite, formule qui a tenu en échec le diagnostic. Les auteurs concluent de leurs recherches qu'aucune formule cytologique n'exclut fermement la nature tuberculeuse d'une méningite quoiqu'elle soit plus fréquente avec la formule lymphocytaire. Cette observation sera résumée avec celles relatives à la formule mixte. Nous pourrions multiplier les observations des auteurs concernant l'existence de cette formule mixte dans les méningîtes tuberculeuses si nous ne craignions pas de nous voir répéter les mêmes faits.

Nous terminons ce chapitre en résumant quelques observations que nous avons pu recueillir à l'Hôtel-Dieu.

OBSERVATION

(Service du professeur Roxner, salle Saint-Augustin.)

Théodore Deloche âgé de trente-cinq ans, employé d'octroi entre le 7 janvier 1902, à l'Hôtel-Dieu, salle Saint-Augustin.

Antécédents héréditaires. — Père mort à soixante-six ans d'une maladie de cœur, mère morte à soixante-cinq ans à la suite d'un refroidissement, un frère mort de fièvre typhoïde et deux sœurs mortes bacillaires, l'une à trente-cinq ans et l'autre à quarante-deux ans. Un frère et deux sœurs vivants jouissent d'une bonne santé.

Antécédents personnels. — Entre cinq et quatorze ans, le malade eut à souffrir d'un mal de tête fréquent avec étourdissements et vertiges suivis de vomissements bilieux.

Pendant son service militaire, le malade fut victime d'une explosion de poudrière dont il finit par guérir au bout de six mois. Depuis l'âge de vingt-cinq ans, le malade est sujet à s'enrhumer les hivers, mais ne se souvient pas avoir jamais suspendu son travail.

Pas d'alcoolisme, pas de syphilis.

Début. — Il y a deux mois, en novembre 1901, il fut pris d'une céphalée intense dans la région occipitale, diurne et nocturne. Elle s'accompagnait de sensations vertigineuses, de vomissements et de perte des forces. Le malade suspendit son travail pour le reprendre au bout de huit jours.

Il y a huit jours, le 31 décembre 1901, le malade, pour une céphalée plus intense, à dû encore cesser son travail. Plus marquée à droite de la région occipitale, cette céphalée était éveillée par les mouvements de tête et les impressions sensorielles les plus faibles. En même temps le malade avait une asthénie et une lassitude générale. Des vertiges le gênaient beaucoup et la marche était titubante avec une tendance à tomber à droite. Les nausées vomitives ont réapparu mais ses forces n'ont pas diminué.

Depuis trois jours, la céphalée s'accentua davantage et l'intolérance gastrique s'est accusée.

A l'entrée, le malade est peu amaigri, le teint pâle.

Au sommet du poumon droit, en arrière, légère submatité et obscurité respiratoire.

Le cœur est normal.

Le pouls est normal et bat 85.

Le foie normal.

La rate imperceptible.

La motilité est bien conservée partout, mais la force est généralement diminuée.

On constate la raideur de la nuque mais pas de contracture des membres ; pas de signe de Kernig.

La sensibilité est intacte.

Les réflexes rotuliens sont exagérés.

Pas de troubles trophiques.

La station debout, les yeux tant fermés qu'ouverts, ne peut se prolonger. Le malade a une tendance à tomber plutôt du côté droit.

L'état mental est très affaissé ; le malade répond mal aux questions qu'on lui pose et est obnubilé.

L'expression du visage est celle de la douleur.

La parole est monosyllabique.

L'examen des yeux montre la mobilité des globes conservée dans tous les sens. Pas de nystagmus.

Le malade éprouve des brouillards.

Les pupilles sont plutôt resserrées ; leur réaction est normale.

L'acuité auditive est normale. Pas de bourdonnements ni de bruits subjectifs.

Température = 38°.

Urines normales sans albumine ni sucre.

Le 10 janvier 1904. — Le malade est plus obnubilé que les jours précédents. Son asthénie a aussi fait des progrès. Il a de la peine à s'asseoir. Il persiste un léger degré d'irrégularité pupillaire par dilatation de la pupille droite. Ceci est mis en évidence dans l'obscurité, car sous l'influence de la lumière les pupilles réagissent et deviennent égales.

On note une dysarthrie et une paresse intellectuelle progressive.

Le signe de Kernig apparaît légèrement.

11 janvier 1902. — Le malade est couché en chien de fusil, courbé sur le côté droit et est dans la prostration. Il faut des interrogations pressantes pour obtenir une réponse du malade.

La céphalée serait un peu moins vive.

Les excitations, un peu fortes au niveau des membres inférieurs, déterminent des réactions sensitives assez vives.

Le soir, le malade est dans le même état et ne peut donner aucune réponse aux questions posées.

Il a toujours de la photophobie, et les pupilles égales réagissent à la lumière.

Le malade a la rétention d'urine et l'incontinence des matières.

Le hoquet est presque incessant.

Le membre supérieur droit est flasque et hypotonique. Le membre supérieur gauche présente une tonicité plus forte sans une véritable contracture.

La peau est moite et chaude.

Depuis son entrée le malade n'a pas vomi.

Si on essaie de l'asseoir pour faire son lit le malade s'affaisse toujours du côté droit.

Le malade meurt le soir même.

Ponction lombaire. — M. Barjon pratique la ponction de Quincke le 10 janvier 1902. Il retire un plein tube de 20 grammes d'un liquide clair et limpide. Le liquide fuit en jet au début puis il coule goutte à goutte. Ce liquide centrifugé donne un très petit culot blanchâtre et un léger dépôt en surface.

On fait l'ensemencement dans un tube de bouillon, le liquide reste stérile après 24 heures.

Numération. — On trouve un grand nombre de cellules dans la préparation. Les globules rouges sont infiniment moins nombreux que les globules blancs. On trouve :

Polynucléaires	44 p. 100
Lymphocytes.	54 p. 100
Grands mononucléaires. . .	1 p. 100

La coloration par le Gram ne donne aucun microbe sur les lames.

Séro-diagnostic tuberculeux négatif avec le liquide céphalo-rachidien. (P. Courmont.)

13 janvier 1902. — Dans le tube de bouillon ensemencé avec le liquide rachidien, on voit de gros flocons qui tombent au fond du tube sous forme de dépôt et se remettent en suspension par agitation.

14 janvier 1902. — L'examen de ces flocons sur des lamelles colorées donne une culture pure d'un bacille court et trapu qui se colore énergiquement par le Gram. Ce même bacille se retrouve jusqu'à la 3ᵉ génération avec la même morphologie. L'inoculation n'a rien donné de bien précis et ce microbe, d'après les recherches du laboratoire de médecine expérimentale, ne paraît pas doué de spécificité.

A l'autopsie faite le 12 janvier 1902 c'est-à-dire trente et une heure après la mort on constate :

Cerveau et méninges. — Une légère infiltration œdémateuse de la pie-mère à la convexité.

Au niveau du chiasma optique on rencontre quelques gouttes d'un liquide louche et trouble.

Le long des vaisseaux sont quelques tubercules discrets.

Les méninges sont un peu épaissies, mais elles s'enlèvent facilement.

Les centres nerveux sont sains.

Poumons et plèvres. — On note un peu de réaction pleurale, quelques fausses membranes à gauche et, des deux côtés, une pleurésie interlobaire.

La surface des deux poumons est parsemée des granulations, visibles à jour frisant et sensibles au toucher.

Le poumon droit présente quatre lobes.

A la coupe des poumons on trouve le parenchyme infiltré de haut en bas. Les tubercules sont plus gros et plus confluents vers le sommet que vers la base.

Le cœur et l'aorte sont sains.

OBSERVATION

(Service du professeur Bonnet, salle Saint-Augustin.)

Jules R..., âgé de vingt-deux ans, coiffeur, entre le 28 mai 1902, présentant un état méningitique caractérisé par un coma entrecoupé d'agitation et par une hyperesthésie excessive.

Antécédents héréditaires. — Pas d'antécédents nerveux familiaux. Les antécédents tuberculeux sont douteux.

Antécédents personnels. — On ne peut pas obtenir des renseignements précis sur ses antécédents personnels et sa maladie actuelle.

Il y a huit jours que le malade aurait commencé à se plaindre de violents maux de tête et son état est graduellement devenu ce qu'il est actuellement.

Aujourd'hui on note :

État comateux avec somnolence ; les paupières mi-closes, les yeux convulsés en haut. Ce coma est traversé de courtes périodes d'agitation avec convulsions et cris inarticulés.

L'examen du malade est rendu très difficile à cause d'une hyperesthésie véritablement extraordinaire et sans localisation spéciale, hyperestésie qui rend le malade inabordable.

Les piqûres d'épingles provoquent une violente réaction convulsive.

Troubles oculaires. — La photophobie est très marquée. Il y a une tendance au strabisme. Les yeux sont convulsés en haut.

Les pupilles immobiles ne réagissent pas à la lumière et à l'accommodation.

Inégalité pupillaire. — La pupille droite est plus dilatée que la pupille gauche.

Troubles de motilité. — Les convulsions sont de courte durée, elles surviennent sans cause ou secondairement à l'éveil de l'hyperesthésie cutanée. Le malade présente des mouvements convulsifs plutôt que des convulsions généralisées.

Contractures. — Un peu de raideur des membres : Raideur très prononcée dans la région de la nuque.

Le malade présente le signe de Kernig.

Réflexes. — Les réflexes tendineux et cutanés sont impossibles à chercher à cause de l'hyperesthésie cutanée. Il existe une raie méningitique nette et persistante.

Pas de lésions précises aux poumons, sauf quelques sibilances de bronchite paraissant exister seulement au sommet droit qui est submat.

Du reste, l'état du malade rend l'examen minutieux impossible.

Le cœur est normal.

Le pouls bat 110.

Rien au poumon.

Le 3o mai 1902, on constate que le traitement institué : ponction lombaire, sangsues sur les mastoïdes, glace sur la tête et o gr. 5o de calomel, a entraîné une amélioration notable. Le coma a cessé.

Le malade répond qu'il se sent mieux.

Interrogé sur le début de sa maladie, ses réponses paraissent confuses et contradictoires. On peut retenir pourtant que :

1° Il a eu nombre de bronchites et d'hémoptisies au cours de ces bronchites.

2° Il y a quinze jours à trois semaines, le malade aurait commencé à éprouver de la lassitude, une céphalée lourde, gravative et un sommeil invincible.

Il avait beaucoup de peine à faire son travail.

Donc le début de l'affection remonte à un mois près.

3° Les oreilles n'ont jamais coulé.

4° Il était très constipé et a vomi à plusieurs reprises.

A l'examen on constate :

Cessation de l état comateux.

Diminution de la raideur de la nuque.

Persistance du Kernig.

Cessation presque complète de l'hyperesthésie.

Pupille réagissant à la lumière et à l'accommodation. Les pupilles sont égales.

Le 31 mai 1902, on examine de nouveau la formule cytologique et l'on constate 80 p. 100 de lymphocytes dans le liquide céphalo-rachidien.

Le 2 juin 1902, la paupière droite tombe davantage que la paupière gauche.

Strabisme convergent léger.

Diplopie à certains moments.

Pouls bat 112.

Pauses respiratoires sans Cheyne-Stockes.

Kernig moins marqué.

Le sommet droit présente une expiration soufflante ; la sonorité et les vibrations sont un peu augmentées en arrière.

4 juin 1904. — Le malade très agité a déliré toute la nuit. On injecte vingt gouttes de nitrate d'argent au 1/10 dans le tissu cellulaire sous-cutané de chaque mastoïde.

Le réflexe crémastérien est très exagéré.

Le réflexe rotulien est aboli.

Le pouls est fréquent et régulier.

La respiration est régulière.

Le séro-diagnostic du sang est négatif.

La température oscille entre 38° et 39°.

Le malade meurt le 7 juin 1902.

Ponction lombaire. — Le 29 mai 1902, M. Barjon pratique la ponction de Quincke.

Le liquide fuit en jet. On constate quelques flocons dans le liquide qui a un aspect clair.

On fait l'ensemencement sur bouillon.

On inocule le cobaye n° 42 avec 10 centimètres cubes dans la cuisse droite. M. Barjon fait la centrifugation immédiate ; et, les préparations fixées et colorées sont soumises à l'examen microscopique.

On trouve :

78 Lymphocytes,
22 Polynucléaires.

La culture reste stérile : pas de bacille de Koch ; pas de microbes colorables par le Gram ; pas de microbes colorables par le bleu de méthylène.

Le séro-diagnostic du liquide est négatif même au tiers. Ébauche au cinquième avec le sang.

Le 23 juillet 1902, on sacrifie le cobaye n° 42 et l'on constate de gros ganglions caséeux à la cuisse et le long de la colonne lombaire.

La rate et le foie présentent une tuberculose nette.

A l'autopsie on constate :

Au cerveau, des granulations le long de la sylvienne à peine visibles à l'œil nu.

Un exsudat fibrineux surtout abondant dans la région du chiasma optique.

Pas d'autres lésions dans la substance cérébrale elle-même.

Poumons. — Les sommets sont indemnes. On constate des anciennes adhérences pleurales au niveau du tiers supérieur du poumon droit.

OBSERVATION

(M. Barbix, remplaçant. — Salle III, Femmes.)

Valentine Boulud, âgée de vingt-trois ans, laitière; entre au service le 16 juin 1903.

Antécédents héréditaires. — Père et mère bien portants, sœur bien portante.

Antécédents personnels. — Pas de maladies antérieures, réglée à quinze ans, et régulièrement depuis. Mariée depuis huit mois, elle n'a pas eu d'enfant. Elle n'est pas enceinte. Ses dernières règles datent de quinze jours.

La maladie actuelle a commencé il y a quinze jours par une perte progressive des forces, perte de l'appétit, céphalée de temps à autre avec un peu de rachialgie.

Le 7 juin 1903 la malade se serait plainte de frissons. Le 9 courant on fit appeler le médecin qui constate la fièvre. Le 11 juin la température est de 39°. La malade avait au début un peu de diarrhée qui a cessé depuis hier. On a dû lui donner un lavement pour la faire aller du ventre. Pas d'épistaxis.

Depuis deux jours la malade a du subdélire.

A l'entrée la température est de 39°3.

La nuit, la malade a été assez agitée. Elle s'est plainte de fortes douleurs abdominales qui ont un peu diminué à la suite d'un lavement.

La température oscille entre 38°5 et 39°.

A l'examen on note :

Un facies congestionné, la langue sale et un peu rouge sur les bords, mais elle est encore assez humide.

Lorsqu'on veut faire asseoir la malade on n'y parvient que très difficilement à cause des douleurs le long de la colonne s'irradiant depuis les lombes jusqu'à la nuque.

Aux poumons. — On note une matité aux deux bases avec une obscurité respiratoire. Un peu au-dessus la respiration revient un peu brusquement à son timbre normal. On entend quelques légers frottements à la base gauche.

Rien d'anormal en avant.

Au cœur. — La pointe bat dans le cinquième espace. L'impulsion est énergique ; peut-être y a-t-il un peu d'arythmie.

Le pouls bat entre 86 et 100.

Le ventre est souple. Pas de taches rosées bien nettes. Le palper est douloureux au niveau de la fosse iliaque droite. Pas de gargouillement.

Plus de diarrhée.

Température 38°

La malade est plus calme et le délire a disparu.

Le 17 juin. — La malade a été très agitée la nuit.

Le pouls bat 104.

La température oscille entre 38°8 et 39°4.

Le rythme respiratoire est irrégulier.

Rien du côté des yeux.

La langue plus sèche qu'hier, les lèvres sont un peu plus fuligineuses. La malade a eu une selle par lavement. La rachialgie est toujours intense, la colonne très raide. La malade peut à peine s'asseoir.

Signe de Kernig très net.

La céphalée est assez accentuée.

La malade se plaint de photophobie.

Le 17 juin, on pratique la ponction lombaire et on retire quelques gouttes du liquide céphalo-rachidien, liquide incolore et clair, tombant goutte à goutte sans pression. On centrifuge immédiatement et on obtient un culot blanchâtre. Sur préparation sèche, on obtient à l'examen microscopique des éléments cellulaires très mal conservés, tous déformés, quelques-uns impossibles à reconnaître, sorte de débris cellulaires. En outre, on trouve :

Polynucléaires. 27

Mononucléaires 73

qui sont en grande partie des lymphocytes.

De plus, on constate un grand nombre de globules rouges mais beaucoup moins que l'élément nucléé.

Les éléments cellulaires sont relativement nombreux vu la faible quantité du liquide.

18 juin 1903. — La malade a eu hier soir des vomissements poracés, elle a eu des vertiges et des sensations de fourmillements du côté droit de la face.

La rachialgie est toujours intense et pénible.

Le pouls bat 116.

19 juin 1903. — L'état de la malade reste stationnaire.

La malade accuse des douleurs vagues généralisées et une rachialgie intense.

Le pouls est à 108. La respiration est régulière, sans accélération notable. Pas de signes abdominaux. Le cœur est régulier.

Pas de paralysie oculaire.

Les pupilles sont inégales. La pupille droite est plus dilatée que la gauche.

La raideur de la nuque et le signe de Kernig sont toujours bien marqués.

La nuit du 19 juin, la malade a été très agitée. Elle a eu du délire d'excitation.

Pas de prostration. Lucidité parfaite de l'intelligence.

20 juin 1903. — Le pouls bat 116. Depuis hier soir à 3 heures la malade ne peut plus uriner. On a été obligé de la sonder.

La nuit la malade est plus agitée, le délire plus intense et la température est à 39°.

Pas de paralysie oculaire.

22 juin 1903. — La malade est dans le coma depuis vingt-quatre heures. Elle présente quelques soubresauts des tendons et quelques secousses des doigts.

La respiration est régulière cependant. Le pouls bat 111. La rétention d'urine persiste toujours. La langue est sèche, très rouge et rôtie.

23 juin 1903. — Le coma persiste, le pouls bat 110 et est irrégulier.

La malade expire le 25 juin.

M. Barjon qui a examiné la malade à son entrée a posé le diagnostic de méningite tuberculeuse qu'il a maintenu jusqu'à la mort, vu la symptomatologie présentée par la malade et la marche classique de la méningite. Malheureusement l'autopsie n'a pas pu être faite à cause des oppositions. Mais, malgré l'absence de l'examen anatomique très important dans pareilles circonstances, nous croyons que le diagnostic peut toujours être soutenu, vu cette symptomatologie classique des plus complètes.

OBSERVATION

(Service du professeur Bondet, salle Saint-Augustin.)

Claude N..., âgé de soixante-sept ans, journalier, est amené par sa femme à l'Hôtel-Dieu, le 27 mai 1904.

Antécédents héréditaires. — Père inconnu, mère morte d'une maladie inconnue.

Antécédents personnels. — Bonne santé habituelle, le malade a fait une grande partie de son service militaire en Algérie.

Pas d'alcoolisme. — On ne découvre pas de stigmates syphilitiques. Pourtant sa femme a eu une seule fausse couche de trois mois.

Sujet à des maux de tête depuis dix à douze ans, le malade a joui pourtant d'une bonne santé jusqu'à ces derniers temps.

2 mai 1904. — Le malade s'est senti fatigué mais fit néanmoins son travail. Le 3 mai, se sentant mal et souffrant de la tête, il garda la maison. A neuf heures du matin, sa femme lui applique un vésicatoire sur le dos. A 6 heures du soir il perdit brusquement connaissance et fut pris de mouvements éclamptiques aux bras, aux yeux, avec la contracture des masseters. Depuis lors il est resté dans l'état qu'il présente actuellement.

Actuellement, il est dans un état subcomateux, répondant difficilement aux questions qu'on lui pose.

Le bras droit et la face sont animés de mouvements convulsifs continuels, de peu d'amplitude.

Pas d'anasarque sauf au tibia où l'on trouve un très léger œdème.

Le pouls est régulier, de forte tension et assez lent.

La langue sèche, fendillée, les lèvres fuligineuses.

Depuis quelque temps, le malade urine peu et ses urines sont foncées au dire de sa femme.

Pas de paralysie des bras. Les mouvements des jambes paraissent se faire difficilement et retombe lentement quand on les soulève. Elles n'atteignent pas la main qu'on lui dit de toucher à une certaine hauteur au-dessus du plan du lit.

Le cœur est normal.

Aux poumons on entend des râles de bronchites et de stase aux deux bases.

La température est de 37°,8 à l'entrée.

Les urines contiennent un disque d'albumine et paraissent être rares.

La pupille droite est plus rétrécie que la pupille gauche.

Le 9 mai on est obligé de sonder le malade et on retire un litre des urines datant de vingt-quatre heures.

Le malade paraît avoir une parésie nette des membres inférieurs qu'il ne peut soulever au-dessus du plan du lit. Les membres supérieurs ne paraissent pas paralysés.

La sensibilité est moins bien conservée du côté gauche que du côté droit et surtout aux jambes.

L'inégalité papillaire persiste toujours.

On ne constate pas les mouvements convulsifs du membre supérieur droit que le malade avait présentés avant-hier.

Le malade est allé dans son lit sans lavement.

Les contractures des muscles de la nuque et du tronc et les difficultés pour asseoir le malade sont assez marquées.

La température est de 38°.

Le malade présente le Babinski en flexion des deux côtés.

La tête est déviée à droite, sans déviation conjuguée des yeux.

Les réflexes tendineux paraissent diminués aujourd'hui tandis qu'ils étaient normaux avant-hier.

Les membres inférieurs sont plus parésiés que contracturés et l'extension de l'avant-bras est impossible.

10 mai 1904. — L'état du malade est sensiblement le même. La température a plutôt baissé. Le pouls est bon.

Les contractures ont un peu diminué. On constate quelques mouvements dans le bras droit. Les jambes sont nettement parésiées.

Le malade comprend ce qu'on lui dit et n'est pas aphasique ; mais il parle sans enchaînement d'idées.

On essaie quatre fois la ponction lombaire sans rien retirer même en aspirant.

11 mai. — Le malade est toujours dans un état subcomateux. La tête est déviée à droite. L'inégalité pupillaire tend à disparaître.

Les contractures des bras et la parésie des jambes restent dans le même état.

Les réflexes tendineux tendent à l'abolition.

Le 12 mai. Le malade avait 39° de température hier soir, température qui a baissé considérablement ce matin.

Il est mort à 11 heures.

On recueille à l'autopsie le liquide céphalo-rachidien qui présente une teinte légèrement jaunâtre.

On centrifuge et on obtient un culot rouge assez abondant et surmonté d'un liquide clair.

On inocule le cobaye n° 40 B de 3 c.c. du liquide céphalo-rachidien recueilli dans les ventricules cérébraux à l'autopsie.

L'examen cytologique donne :

Un grand nombre de globules rouges.

Polynucléaires. . . . . = 25

Lymphocytes . . . . . = 50

Cellules endothéliales = 45 (desquamation cadavérique).

Si l'on ne tient pas compte des cellules endothéliales on arrive à ce résultat :

Polynucléaires = 46

Lymphocytes = 54

Le 6 juillet 1904, on sacrifie le cobaye n° 40 B qui, amaigri, présente une ulcération caséeuse à la cuisse. Les poumons sont infiltrés de gros tubercules. Le foie et la rate hypertrophiés présentent quelques tubercules. Les ganglions lombaires et ceux de la racine des cuisses sont hypertrophiés et quelques-uns caséifiés.

L'autopsie fait constater les particularités suivantes :

On détache assez difficilement la voûte crânienne à cause des adhérences nombreuses de la dure-mère.

Les méninges sont épaissies. La pie-mère est remplie d'exsudat assez épais et infiltré de liquide.

L'inflammation méningée couvre toute la convexité ainsi que la base de l'encéphale. On met en lumière une grande quantité de granulations tuberculeuses le long des vaisseaux avec une prédominance sur ceux de la base du cerveau et du cervelet, le long de la sylvienne et de ses branches.

Il existe un peu de ramollissement des circonvolutions temporales gauches. A droite, on constate une anomalie où la scissure de Rolando se continue avec l'insula ; il existe un pont de substance cérébrale au milieu du sillon de Rollando.

Les ventricules sont remplis de liquide. La méningite se prolonge le long de l'axe spinal.

Au thorax, il existe, à droite, des adhérences pleurales étendues en avant. En dehors et en bas on trouve un épanchement assez abondant. Les feuillets sont épais, il y a de fausses membranes. Sur la surface et à la coupe, les deux poumons présentent une grande quantité de tubercules gros comme des lentilles, d'aspect jaunâtre. Ils sont presque confluents.

Rien au cœur.

Aorte un peu athéromateuse.

Foie à aspect gras.

Rate un peu grosse, avec périsplénite et quelques adhérences.

Les reins présentent un certain nombre de tubercules analogues à ceux des poumons.

Formules cytologiques
de deux cas de méningites tuberculeuses.

M. Barjon a bien voulu nous communiquer obligeamment les examens cytologiques des deux malades soignés dans le service de M. Roque pour une méningite tuberculeuse ; ce diagnostic posé cliniquement, grâce à une marche classique de la maladie, a été confirmé par l'examen anatomo-pathologique.

Nous avons vainement cherché dans les archives du service pour retrouver ces documents, dont nous aurions vivement désiré faire la publication. Néanmoins, et à l'aide du petit résumé, consciencieusement porté sur le registre de cytologie, des deux observations perdues, nous croyons devoir relater au moins les formules authentiques de ces deux cas de méningites tuberculeuses classiques.

PREMIER CAS
(Service de M. Roque. — II, Femmes.)

Cornillon Catherine, âgée de soixante-quatre ans, est entrée au service le 12 mars 1902.

La malade avait de l'albumine, de la rétention d'urine et était dans le coma. Elle a perdu trois fois connaissance mais sans ictus. Le coma n'a pas été modifié par la ponction lombaire.

A l'autopsie, on constata une granulie des deux poumons et des plèvres, des ganglions trachéo-bronchiques caséeux, une granulie du péricarde, des reins et des méninges.

— 41 —

Le 13 mars 1902, on pratique là ponction de Quincke et on
retire 60 c.c. d'un liquide céphalo-rachidien clair et incolore.
La centrifugation donne un dépôt blanchâtre et insignifiant.

A l'examen histologique on constate :

Quelques globules rouges peu nombreux.

Lymphocytes   60
Polynucléaires   31
Petits mononucléaires   9

Le sérodiagnostic de ce liquide fut négatif même à 1/1.

(Service de M. Roque. — II, femmes.)
Méningite tuberculeuse.

17 mars 1902. — Le liquide céphalo-rachidien est incolore
et un peu louche, floconneux. La centrifugation donne un
culot faiblement rosé. A l'examen microscopique on constate :

Quelques globules rouges assez nombreux, soit 50 p. 100
environ et une formule cytologique formée de :

Polynucléaires   30
Lymphocytes   64
Mononucléaires   4
Endothélium   2

Le séro-diagnostic fut négatif même à 1/1.

L'autopsie découvre une méningite tuberculeuse très nette
(Roque).

De tout ce qui précède, il résulte que la formule
mixte à prédominance lymphocytaire, avec beaucoup de polynucléaires jusqu'à 44 p. 100, est bien plus
fréquente que ne l'ont signalé les auteurs. Loin
d'être l'exception, nous estimons au contraire qu'elle
doit occuper une place importante à côté de la première formule lymphocytaire.

D'une interprétation difficile, cette formule cytologique doit céder le pas à la clinique lorsqu'elle se présente dans la méningite tuberculeuse et ne comporte pas de grande valeur diagnostique ; car les recherches du laboratoire et la clinique sont deux sœurs qui doivent s'entr'aider sans se contredire.

CHAPITRE III

Formules cytologiques mixtes à prédominance poly-nucléaires dans le liquide céphalo-rachidien des méningites tuberculeuses.

Dans ce chapitre, nous réunissons les cas disparates et relatons les observations personnelles où la
formule cytologique du liquide céphalo-rachidien était
à prédominance polynucléaire ou polynucléaire pure,
analogue à la formule des méningites cérébro-spinales épidémiques.

Ces cas ont paru, au premier abord, être une très
rare exception. Mais quand on feuillette la littérature
médicale à ce sujet, on constate que le nombre des
cas publiés, sans être égal à celui des deux premières
catégories, n'en est moins très important.

C'est pourquoi nous réclamons pour cette formule
une place à côté des deux autres formules précédentes
et estimons que les quelques notes que nous avons
empruntées aux auteurs et les observations person-

nelles que nous apportons justifient notre manière de voir.

C'est ainsi que Lewcowicz après être arrivé par ses premières recherches à des résultats superposables à ceux de Widal et ses élèves poursuivit ses investigations sur la même question et réunit un nombre de cas à prédominance polynucléaire. Cet auteur conclut de ses travaux que la formule polynucléaire se trouve dans 20 p. 100 des cas de méningites tuberculeuses. Une telle formule, dit Lewcowicz, indiquerait l'existence de lésions anciennes touchant les méninges.

Mery et Bonneix à côté d'un cas de fièvre typhoïde à forme méningée et à formule lymphocytaire, observation déjà citée dans le premier chapitre, rapportent quatre cas de méningites tuberculeuses confirmées cliniquement et anatomiquement et où ils auraient constaté :

a) Dans deux cas une formule lymphocytaire pure.

b) Dans un cas une formule mixte à prédominance lymphocytaire.

c) Dans un cas une formule mixte à grande prédominance polynucléaire.

Le cas de Marcou-Mutzner est rapporté par tous les auteurs qui se sont occupés de la question.

L'auteur rapporte un cas que l'évolution clinique et l'examen anatomo-pathologique ont classé parmi les méninges tuberculeuses. Or la formule cytologique a donné une polynucléose presque pure. Il y avait à peine deux ou trois lymphocytes dans tout le champ de la préparation. Il s'agissait à l'autopsie d'une méningite tuberculeuse typique avec granulations miliaires. Rien d'étonnant, dit l'auteur, car l'autopsie a montré une véritable suppuration des méninges où la polynucléose domine toujours. C'est pourquoi les examens de cette nature n'ont pas de grande valeur diagnostique ; car la moindre irritation provoque tantôt de la poly et tantôt de la mononucléose.

Sur 16 cas de méningites tuberculeuses confirmées, Guinon et Simon auraient constaté 14 fois presque exclusivement des lymphocytes, une fois une formule à grande prédominance polynucléaire dans trois ponctions successives. Dans ce cas l'examen microscopique direct n'a décelé aucun microbe et les cultures sur différents milieux restèrent stériles. A l'autopsie on constata une méningite tuberculeuse cérébrospinale à foyer caséeux. Enfin le dernier cas a donné par la première ponction une prédominance lymphocytaire ; la deuxième ponction donna une formule à prédominance polynucléaire. Les cultures sont restées toujours stériles.

Nous-mêmes dans la clinique de notre maître, le professeur Bondet, avons suivi et observé un cas de méningite tuberculeuse qui a été difficile à classer d'une manière ferme, malgré la marche classique de la maladie, à cause de l'examen cytologique où la formule était à prédominance polynucléaire très notable. L'intérêt de cette observation est grand et nous la reproduisons in extenso :

OBSERVATION

(Clinique du professeur Boxner, salle Saint-Augustin.)

Eugène B..., âgé de trente-six ans, est envoyé le 24 février 1904 à l'Hôtel-Dieu dans un état d'obnubilation et d'abattement assez prononcé.

Antécédents héréditaires. — Père mort d'une cardiopathie, mère bien portante. Pas de maladies nerveuses, pas de tuberculose dans la famille.

Antécédents personnels. — Célibataire, le malade nie l'alcoolisme et n'a jamais eu d'accident syphilitique. Pas d'hémoptysie, le malade n'était pas sujet à s'enrhumer. Un surmenage cérébral provoquait chez le patient de la céphalée.

L'affection actuelle remonte au commencement de février 1904. Le malade aurait eu une céphalée généralisée qui est le seul symptôme qui amène le malade à l'hôpital.

A l'examen on note :

Pas de paralysie des membres. Peut-être un peu de contracture des membres inférieurs surtout.

La sensibilité cutanée est exagérée tant sur les membres que sur le thorax.

Les réflexes rotuliens sont exagérés surtout à gauche.

Les réflexes cutanés sont diminués ou même abolis.

Pas de Rosenbach.

Pas de Babniski.

Signe de Kernig très marqué avec de violentes douleurs.

La motilité est difficile à chercher, le malade se meut avec peine.

Troubles vaso-moteurs. — Raie méningitique très marquée.

Yeux. — Les pupilles dilatées sont égales. Elles réagissent à l'accommodation. La lumière les fait d'abord contracter, puis dilater ensuite.

On note une blépharite et une conjonctivite ancienne.

Le cœur est normal.

Le pouls régulier bat 120 et est de tension moyenne.

La respiration est régulière, on compte 28 à la minute, mais elle est superficielle.

Rien à l'auscultation.

Pas de troubles digestifs.

Dès le début le malade a des vomissements qui surviennent sans effort et sont d'origine muqueuse ou bilieuse.

Le ventre est souple, pas de taches rosées.

Hypersthésie et hyperexcitabilité générale très marquées quand on approche le malade ou si on lui cause brusquement.

Les mains sont animées de mouvements lents et continuels.

Les urines contiennent de l'albumine.

La température est de 38°8.

Ponction lombaire. — Le 25 février, M. Cade pratique la ponction lombaire et retire un liquide un peu trouble s'éclaircissant par la centrifugation.

Le liquide s'écoule en jet au début, puis en gouttes rapides.

La culture du liquide sur bouillon est positive du staphylocoque.

On inocule le cobaye n° 28 B de 6 c. c. dans la cuisse droite.

La centrifugation donne un culot notable.

Pas de coagulation spontanée.

A l'examen histologique on constate l'existence de :

Nombreux globules rouges et de très nombreux globules blancs à prédominance polynucléaire :

<pre>
Polynucléaires   76
Mononucléaires   23
</pre>

On sacrifie le cobaye n° 28 B, le 6 juin 1904, mais l'on ne constate aucune lésion. L'autopsie est négative.

Le 26 février 1904, on note les contractures des muscles du cou.

La tête est fixée à gauche.

Le 27 février 1904, la vessie est surtendue par l'urine. Le pouls régulier bat 116. La tension est de 21 à 22.

La somnolence serait moins marquée. Le malade ne se trouve ni mieux ni plus mal.

Le 29 février 1904, le pouls, régulier, bat 120. La tête reste toujours déviée à gauche.

L'inégalité pupillaire est assez marquée ; la pupille gauche est plus dilatée que la pupille droite.

L'abdomen est légèrement météorisé. On est obligé de sonder le malade.

L'état comateux est plus prononcé. L'hyperexcitabilité est générale. Le reflexe rotulien nul à droite est faible à gauche.

La respiration est un peu irrégulière.

On note quelques petits arrêts respiratoires et des secousses diaphragmatiques au niveau du creux épigastrique.

Le 1er mars 1904, le malade meurt dans le coma.

Le 2 mars 1904, on pratique l'autopsie qui fait noter les particularités suivantes :

Cerveau. — On constate un exsudat le long des vaisseaux à la base et à la convexité, surtout à gauche. Pas de liquide céphalorachidien à l'autopsie.

Moelle. — Exsudat tout le long de la moelle, abondant surtout au niveau de la région lombaire. Congestion des vaisseaux médullaires.

Méninges. — Petites granulations le long des vaisseaux après décortication.

Poumons. — Symphyse totale de la plèvre droite. — Au poumon droit on constate une cicatrice tuberculeuse fibro-crétacée du sommet. Petites granulations disséminées. Congestion intense. — Au poumon gauche on note une cicatrice marquée du sommet et la rétraction du tissu pulmonaire.

Ganglions trachéo-bronchiques. — On constate un gros ganglion extrêmement dur à la bifurcation des deux bronches.

Nous n'avons pas sans doute la prétention de réunir ici tous les cas favorables publiés à ce sujet, mais l'on peut conclure de ce qui précède que le nombre soi-disant exceptionnel des formules polynucléaires dans les méningites tuberculeuses est encore assez respectable.

On ne peut plus désormais répéter la loi de Widal et ses élèves, qui veut que toute méningite à formule polynucléaire soit d'origine non tuberculeuse, sans rencontrer un grand nombre d'exceptions.

Au contraire, nous estimons que dans les cas à interprétation difficile, la clinique doit reprendre tous ses droits. Et cette formule, qui, pouvant comme toutes les autres formules cytologiques se rencontrer dans les méningites tuberculeuses, doit être modestement notée à côté des symptômes observés, sans avoir le pouvoir d'ébranler un diagnostic clinique assez ferme.

R. Cassab.

3

Mollard et André rapportent à la même Société un cas de méningite confirmée par la clinique et l'autopsie et où l'examen du liquide céphalo-rachidien donna une formule cytologique également négative.

Le professeur J. Courmont et Montagard rapportent deux cas qui prouvent, disent ces auteurs, les fausses interprétations de la cytologie. L'un des deux cas qui nous intéressent dans le cas spécial fut celui d'une méningite tuberculeuse prouvée cliniquement, bactériologiquement et anatomiquement. La ponction lombaire faite trois jours avant la mort et le liquide céphalo-rachidien prélevé à l'autopsie ont donné une formule absolument négative malgré les lésions constatées.

Chavigny rapporte un cas que l'évolution clinique a classé parmi les méningites tuberculeuses et dont l'autopsie a confirmé le diagnostic. La ponction de Quincke a donné dans ce cas une formule cytologique négative aussi.

Czernoschwartz et Bronstein auraient, dans quatre cas de méningite tuberculeuse, constaté l'existence de la formule lymphocytaire. Ces mêmes auteurs reconnaissent pourtant qu'à côté de ces cas conformes à l'opinion soutenue par Widal et ses élèves, il y en a d'autres assez nombreux qui sont tout à fait contradictoires à cette théorie lymphocitaire. Ils citent ainsi les cas auxquels nous avons fait allusion de Mollard et André, de Mery, de Courmont, et d'autres où la formule cytologique a été négative malgré les diagnostics fermes portés par ces auteurs de méningites tuberculeuses confirmées à l'autopsie.

De tout ce qui précède, il résulte que la formule cytologique négative peut exister un certain nombre de fois. Et nous concluons que dans ces cas, difficiles sans doute, la clinique seule doit trancher la question.

Faut-il, devant une formule cytologique négative, rejeter l'idée d'une lésion méningée ? Nous ne le croyons pas ; car les cas que nous venons de mentionner prouvent amplement que, malgré les lésions méningées constatées sur la table d'autopsie, la réaction leucocytaire peut être nulle, et la formule cytologique rester négative.

Aussi nous croyons-nous autorisé à pouvoir nous résumer et dire que, de même que la formule lymphocytaire ne traduit pas toujours et fatalement une méningite tuberculeuse, de même l'absence de tout élément cellulaire dans le liquide céphalorachidien ne contredit pas d'une manière absolue l'idée d'une méningite.

CHAPITRE V

Discussion des théories concernant les formules cytologiques dans les méninges tuberculeuses.

Les auteurs se sont efforcés d'expliquer la raison d'être de cette réaction leucocytaire dans les différentes méningites et de donner les lois qui régissent cette réaction en se basant sur les faits constatés.

Nous ne doutons pas un instant que le fait de vouloir élucider les causes des phénomènes biologiques ne soit des plus difficiles. Et ici comme partout où il s'agit d'interpréter les phénomènes d'ordre biologique, on se heurte à des actes très compliqués. Car, contrairement aux phénomènes d'ordre physique qui, dans les mêmes conditions, sont toujours uniformes et constants, ici des facteurs pour la plupart inconnus de nous doivent entrer en ligne de compte. C'est ce qui fait généralement qu'une théorie en honneur aujourd'hui tombe en disgrâce demain, grâce à de nouvelles acquisitions scientifiques qui sont en contradiction avec la théorie admise jusqu'alors.

Nous ne voulons certes pas nier l'utilité et la nécessité des théories. Au contraire, il faut en faire pour expliquer les faits disparates et interpréter les phénomènes vagues. Elles satisfont à l'intellect et centralisent nos connaissances d'un côté et ouvrent la voie aux lois dont elles ne sont que les messagers immédiats et le point de départ nécessaire de l'autre. Mais ce que nous voulons faire entendre en nous tenant à notre sujet, c'est qu'une seule théorie est incapable à expliquer tous les secrets de la cytologie et que la pathogénie est plus compliquée que ne le dit chacune de ces théories.

Nous retenons et discutons les trois théories suivantes :

La théorie de spécificité, la théorie inflammatoire et la théorie de transformation.

1° La théorie de spécificité est la première en date.

Cette théorie n'est que l'application de la loi de chimiotaxie de Metchnikoff et de ses élèves qui veut que la sensibilité leucocytaire soit différente dans les diverses espèces de leucocytes et suivant les différents virus.

C'est ainsi que les leucocytes mononucléaires n'englobent ni le streptocoque ni le gonocoque ; le bacille de la lèpre n'est jamais englobé par les polynucléaires neutrophiles mais il est au contraire facilement dévoré par les cellules mononucléaires. Les élégantes expériences des élèves de Metchnikoff ont mis en évidence la loi de la chimiotaxie positive ou négative suivant les différents agents infectieux, chimiotaxie qui fait que telle infection attire les leucocytes et telle autre les repousse.

Les premiers expérimentateurs, frappés de la prédominance lymphocytaire dans la méningite tuberculeuse, ont cru par analogie voir une heureuse application de la loi de spécifité. Mais des recherches ultérieures sont venues prouver le non-fondé de cette théorie malgré tout ce qu'elle a de séduisant pour appliquer la loi de spécificité.

Et d'abord la lymphocytose se rencontre dans un nombre d'affections non tuberculeuses : c'est ainsi qu'on la rencontre dans la paralysie générale, le tabès, la myélite chronique, le zona, etc., etc.

Achard et Lœper ont inoculé au lapin différents microbes : le bacille coli, l'eberth, le bacille pyocyanique, le muguet, l'actinomycose, le morax, le pneumocoque, le friedlander, le staphylocoque, et ont toujours obtenu des leucocytes variant de 15.000 à 30.000 avec une polynucléose entre 76 et 94 p. 100.

Cette polynucléose se maintient six jours, puis elle baisse à mesure que la polynucléose monte. Les éosinophyles apparaissent tardivement. Cette constance de la formule des infections expérimentales très variées, disent ces auteurs, parait intéressante à opposer à la formule spéciale signalée par beaucoup d'auteurs dans quelques maladies humaines. La formule, continuent ces expérimentateurs, parait donc indépendante de la nature du virus. Elle dépend, au contraire, de la façon dont s'accomplissent les réactions de l'organisme vis-à-vis de l'infection.

A côté de ces auteurs nous mentionnons les résultats expérimentaux analogues auxquels serait arrivé Schlesinger dans quatre leucocytoses expérimentales.

En second lieu, des observations relatées in extenso et des notes résumées dans ce travail, il résulte que non seulement la lymphocytose se rencontre dans des processus autres que le processus tuberculeux, mais aussi que, dans un grand nombre des cas de méningites tuberculeuses confirmées, la polynucléose est la formule dominante.

Dans d'autres cas aussi de méningites tuberculeuses, nous avons vu que la réaction leucocytaire peut être nulle. D'ailleurs cette théorie a été abandonnée de ses propres défenseurs lorsqu'ils ont vu les difficultés qu'il y avait à la maintenir.

La deuxième théorie est la théorie inflammatoire, qui veut que l'infection à l'état aigu se traduise par une formule polynucléaire qui tend à diminuer pour faire place à la formule lymphocytaire à mesure que l'on s'éloigne de l'acuité de l'infection.

Cette théorie appliquée aux épanchements pleuraux a été généralisée aux autres épanchements liquides de l'économie.

La proportion de ces polynucléaires est très variable et n'est point en rapport avec l'âge de l'épanchement. De plus, à côté de l'acuité, il faut faire la part à la réaction inflammatoire : plus cette réaction est intense, plus les poly sont abondants. C'est une tentative de défense de l'organisme par diapédèse polynucléaire.

Julliard dans ses recherches met ce fait en évidence :

Dans les hydrocèles à évolution torpide, très pauvres en éléments cellulaires, la ponction suivie d'une injection iodée fait apparaître un nombre considérable de polynucléaires.

Dans les épanchements articulaires, on assiste au même phénomène après une ponction ou un trauma. Ces polynucléaires vont en diminuant jusqu'à la disparition, tant que la cause inflammatoire ne se renouvelle pas.

La même chose se passe, d'après Barjon et Cade, au moment de la poussée inflammatoire du début de la pleurésie, puis la polynucléose tend à disparaître. Au contraire, elle persiste plus longtemps si l'évolution se fait en poussées successives.

Mais, poursuivant ses recherches, Julliard fait remarquer que dans les hernies étranglées les choses se passent en sens inverse. Le liquide contenu dans le sac herniaire contient peu de polynucléaires au début, mais plus on attend pour intervenir, plus les polynucléaires augmentent dans le liquide exsudé. La cause de cette réaction est due à l'étranglement qui entretient l'inflammation.

Cette marche en sens inverse, disent Barjon et Cade, démontre le lien qui unit ce phénomène à la réaction inflammatoire.

Que faut-il retenir de cet exposé ? Infection, acuité inflammatoire et réaction organique, voilà ce qui détermine la réaction polynucléaire.

Or, ces recherches faites pour toute autre affection que la méningite ont été appliquées par extension à cette dernière.

Sans vouloir nous attarder à discuter ces opinions soutenues pour expliquer la réaction leucocytaire dans les différentes affections, ce qui sort du cadre de ce travail, nous nous demandons seulement si les auteurs n'avaient pas trop dit en appliquant par analogie ces données à la cytologie rachidienne en disant que toute formule polynucléaire traduit un processus inflammatoire aigu et *vice versa*.

Nombreux sont les auteurs qui se sont montrés les défenseurs de cette théorie. Widal et son école, Labbé et Castaigne, Bendix, Lewkowicz, Wolf et Guillaud, etc.

A cette théorie, nous faisons les objections suivantes :

1° Plusieurs cas de méningites tuberculeuses sans infection secondaire apparente et par conséquent des cas chroniques présentaient une polynucléose assez grande ;

2° Des cas d'infection aiguë contiennent des lymphocytes à côté des polynucléaires ;

3° Des cas publiés à marche subaiguë ou chronique ont donné des formules à prédominance polynucléaire. Le cas relaté par Courmont et Montagard en fait foi. Il s'agissait d'une méningite subaiguë ayant succédé à une infection générale et s'étant d'abord manifestée par des douleurs rhumatismales. La cause resta inconnue ; elle n'était due ni au bacille de Koch ni au méningocoque de Weichselbaum. La marche était subaiguë, les lésions constatées à l'autopsie n'étaient pas fréquentes. La cytologie a toujours donné une polynucléose intense à 42,33 et sept jours avant la mort. Le processus, tout en étant à marche subaiguë, n'a pas épuisé la polynucléose, celle-ci n'ayant pas fait place à la lymphocytose.

Nous-mêmes, nous avons recueilli une observation dans le service du professeur Bondet où la chronicité n'a pas épuisé la polynucléose. Nous résumons très brièvement cette observation.

OBSERVATION

(Clinique du professeur BONDET, salle Saint-Augustin.)

Mal de Pott dorso-lombaire. — Paraplégie spasmodique.
Granulie finale.

Le malade N... âgé de trente-cinq ans, entre au service le 7 mai 1902 avec une paralysie des jambes.

Antécédents. — Rien d'intéressant dans ses antécédents ; pneumonie à dix-huit ans. Le malade a été réformé pour albuminurie. Rien de plus à signaler.

Actuellement. — Il y a six mois, le malade commença à éprouver des douleurs et des crampes dans les membres inférieurs. La faiblesse augmentait et le malade dut s'aliter ; au même tableau clinique qui n'a pas changé depuis lors, il faut ajouter un état fébril datant de huit jours.

Aujourd'hui, on note :

Paraplégie avec contracture. Exagération des réflexes et troubles sphinctériens. Les jambes s'effondrent et le malade ne résiste pas ou peu aux mouvements provoqués.

Exagération des réflexes patellaires.

Trépidation épileptoïde.

Danse de la rotule.

Babinski en extension des deux côtés.

Le malade a plutôt des besoins et est obligé de satisfaire immédiatement à ses besoins.

Les membres supérieurs paraissent indemnes.

Yeux. — La pupille gauche est plus dilatée que la droite.

Névropathie. — Émotivité, zone hystérogène.

L'exploration du rachis révèle une douleur modérée au niveau des apophyses épineuses du milieu de la région dorsale.

Poumon. — La respiration est un peu rude et obscure au sommet droit. La sonorité est un peu diminuée.

Le foie est un peu gros.

Cœur régulier.

Le pouls bat 90.

Les urines contiennent beaucoup d'albumine et paraissent contenir du pus.

Température, 38°4.

Le 14 mai 1902, la pupille droite est plus dilatée que la gauche.

La trépidation épileptoïde est diminuée à droite, augmentée à gauche.

Le malade est dans la torpeur.

Le pouls régulier bat 80.

28 respirations.

Le 15 mai 1902, le malade a passé une nuit très agitée et poussé des cris. Il avait des convulsions aux bras et présentait des hallucinations.

Le 16 mai 1902, les hallucinations sont plus violentes. Le malade a des idées de persécution; il pousse des cris et fait des gestes d'épouvante.

L'état spasmodique des membres inférieurs persiste toujours.

Babinski en extension.

Les réflexes crémastériens sont abolis.

Le malade présente une escarre fessière gauche menaçante.

La marche est difficile. Le malade a une grande difficulté à se tenir droit.

L'état mental est plutôt amélioré. Le malade n'est plus dans la torpeur. Il sent le besoin d'uriner, mais ne peut pas retenir ses urines.

Le malade a pu marcher au cours de ses hallucinations.

Les réflexes abdominaux sont abolis.

L'irrégularité pupillaire existe toujours.

Peut-être légère parésie faciale à gauche.

Pas de déviation de la langue.

La parole est toujours embarrassée.

17 mai 1902. — La ponction lombaire a donné une formule à prédominance polynucléaire :

$$40 \text{ p. } 100 \text{ lymphocytes}$$
$$60 \text{ p. } 100 \text{ polynucléaires.}$$

Le sérodiagnostic du liquide rachidien fut négatif.

Le malade meurt le 30 juin 1902.

L'autopsie montre une granulie généralisée.

Poumons. — Les plèvres sont semées de granulations. Le poumon droit présente quelques tubercules à l'intérieur, en évolution, plus ou moins avancés. Le poumon gauche présente une caséification de la grosseur d'un œuf de poule.

Les ganglions trachéo-bronchiques sont en voie de ramollissement.

Le péritoine présente des granulations au niveau du foie, du côté de l'estomac et de la rate. Il contient un peu de liquide.

Rien à signaler dans les autres organes splanchniques.

Le cerveau présente de nombreuses granulations sur la pie-mère au niveau de la base et du bord supérieur.

La moelle est diffluente et il est impossible de l'examiner.

En résumé, c'est un mal de Pott qui, malgré sa chronicité, n'a pas épuisé la polynucléose qui reste prédominante.

Il résulte de cet exposé que la théorie inflammatoire capable d'expliquer un certain nombre de cas est impuissante à satisfaire entièrement à l'esprit et à répondre à tous les cas qui se présentent.

Enfin, la théorie de transformation qui veut que les

polynucléaires soient des éléments endothéliaux altérés et que les petits mononucléaires soient des pseudo-
lymphocytes provenant, d'après Wolff, des polynucléaires désagrégés, et d'après Patella, des cellules
endothéliales.

Ici, nous nous contentons de relater seulement les
conclusions auxquelles seraient arrivés Barjon et
Mazuel, qui disent : « La lymphocytose vraie existe
d'une manière indubitable. A côté d'elle il existe
parfois aussi des pseudo-lymphocytes formés au
dépens des polynucléaires, mais ils sont relativement
rares et ne peuvent être considérés comme une cause
d'erreur capable de déprécier la méthode. Quant
aux pseudo-lymphocytes formés aux dépens des cellules endothéliales, ils n'ont été vus que par Patella qui
donne une valeur primordiale et par Jardini qui est
beaucoup moins affirmatif et plus réservé. Nous ne
les avons jamais observés. »

Le polymorphisme des lymphocytes est dû à l'alté-
rabilité plus grande de ces éléments qui ont séjourné
plus ou moins longtemps dans un liquide pathologique, aux manœuvres de la technique et, en particulier, à celle de l'étalement et de la dessiccation.
Ce polymorphisme est en effet extrêmement fréquent
sur les préparations sèches, tandis qu'il est exceptionnel dans les préparations faites avec des méthodes
spéciales, permettant de fixer à l'état normal et dans
le liquide même qui les contient, les éléments cellulaires d'un exsudat pathologique.

Que faut-il conclure de toutes ces théories ? Assu-
rément il ne nous est pas donné de trancher une

question de pathologie générale aussi compliquée que celle que nous discutons. Nous avons bien voulu discuter les théories mais nous nous gardons bien de résoudre la question. Pourtant, étant donné que chaque théorie satisfait à un certain nombre de faits, nous croyons être autorisé à dire que plusieurs facteurs doivent entrer en ligne de compte pour répondre aux exigences de la biologie et qu'il est imprudent et prématuré de vouloir par une théorie exclusive interpréter tous ces faits.

D'ailleurs comment les défenseurs de ces théories peuvent-ils expliquer les cas non seulement contradictoires à l'esprit de chacune de ces théories mais ceux où la formule cytologique répétée plusieurs fois a été nulle ? Comment expliquer l'irritation méningée qui se traduit toujours par une diapédèse leucocytaire plus ou moins abondante ? Comment expliquer le changement des formules à la polynucléose malgré la chronicité dans quelques cas, changement que n'expliquait pas toujours une infection secondaire et dont la raison d'être reste dans l'inconnu ? Mais faut-il pour cela abandonner ces théories et nous contenter de l'empirisme ? Non certes ; car les théories sont essentielles pour expliquer le pourquoi et le comment des choses et mettre de l'ordre et de l'uniformité dans nos connaissances. Mais ce que nous voulons répéter en terminant, c'est que ces théories pouvant expliquer chacune un certain nombre de faits doivent s'entr'aider entre elles sans se contredire. Nous disons donc avec Barjon et Gade que « l'élément inflammatoire et la marche de la maladie sont les deux facteurs qui interviennent tout d'abord dans la constitution de la formule.

La spécificité n'intervient qu'en second lieu, d'une façon indirecte. Elle opère pour ainsi dire la sélection de la formule.

Quelle est la valeur clinique de la cytologie dans les méningites tuberculeuses, quel service peut-elle rendre et quelle confiance peut-on avoir en elle avec toutes ces variations formulaires ? Ou bien faut-il avec Marcou-Mutzner conclure qu'étant donné que l'on peut avoir des mononucléaires dans la méningite tuberculose et des polynucléaires accompagnant cette même affection il est possible qu'on abandonne complètement cette méthode ?

Pour répondre à cette question, nous disons que le cyto-diagnostic comme le séro-diagnostic sont deux méthodes très utiles ; mais s'ils existent fréquemment, ces signes peuvent manquer aussi et leur absence ne doit pas nous arrêter ou entraver un diagnostic ferme. Aussi nous la conservons comme méthode précieuse, mais ne lui demandons que ce qu'elle peut donner, car ces formules sans le secours de la clinique seraient trompeuses, si on leur donnait une valeur absolue.

CONCLUSIONS

I. — L'étude cytologique du liquide céphalo-rachidien, jointe à la clinique, peut avoir une application diagnostique précieuse.

II. — La formule lymphocytaire pure, sans être la règle dans la méningite tuberculeuse, se rencontre plus fréquemment que les autres formules chacune prise à elle seule. Cette formule n'a de valeur que lorsqu'elle coïncide et confirme une symptomatologie assez complète. Mais sa présence ne doit pas entraîner la conviction quand les données cliniques sont insuffisantes ou contradictoires. Aussi n'a-t-elle de valeur que lorsqu'elle est positive avec une symptomatologie complète.

III. — La formule cytologique mixte à prédominance lymphocytaire se rencontre dans 20-25 p. 100 des cas. Sa présence ne doit pas troubler un diagnostic ferme qui a pour lui toutes les données de la clinique.

IV. — La formule cytologique mixte et à prédominance polynucléaire existe en proportion assez respectable dans la méningite tuberculeuse et ne doit certainement pas faire rejeter ce diagnostic quand la symptomatologie est au complet. Sa présence peut bien faire soupçonner une infection secondaire que la bactériologie et l'expérimentation doivent confirmer.

V. — Les formules négatives peuvent exister un certain nombre de fois dans la méningite tuberculeuse et la clinique reprend ici tous ses droits.

BIBLIOGRAPHIE

1. QUINCKE : Ueber die geformten Bestandtelle von Transudaten.
    Arch. f. Kl. Medicin, 1882.
2. WENTWORTH : Some experimental works on lumbar puncture of
    the subarachnoïd space, *Arch. of pediatrics*, 1806.
3. MARFAN : La ponction lombaire, *Presse médicale*, 1897.
4. BERNHEIM et MOSER : Ueber die diagnostische Bedeutung der Lum-
    barpunction, *Wiener Kl. Wochenschrift*, 1897.
5. COUNCILMAN : *Cerebro spinal meningitis, Boston medical et surgical
    journal*, 1808.
6. SICARD : La ponction lombaire, *Presse médicale*, 1800.
7. LEWKOWICZ : *Arzglad Lekarski*, 1900.
8. WIDAL, SICARD et RAVAUT : Cyto-diagnostic dans la méningite
    tuberculeuse, *Mém. de la Soc. de biologie*, 1900.
9. GRIFFON : Cyto-diagnostic des méningites, *Mém. de la Soc. de
    biologie*, 1901.
10. LABBÉ et CASTAIGNE : Examen du liquide céphalo-rachidien dans
    deux cas de méningites cérébro-spinales terminées par
    guérison, *Bulletin de la Société médicale des hôpitaux de
    Paris*, 1901.
11. MÉRY et BONNEIX : *Soc. de pédiatrie*, 1902.
12. BRUNEAU et HAWTHORN : Note sur un cas d'association d'une
    méningite cérébro-spinale épidémique avec une méningite
    tuberculeuse, *Marseille médical*, 1902.
13. SICARD et BRECY : Méningite cérébro-spinale ambulatoire curable.
    Cytologie du liquide céphalo-rachidien, *Soc. méd. des hôp.
    de Paris*, 1901.
14. PAULY : Méningite grippale avec paralysie du moteur oculaire
    commun. Ponction lombaire. *Soc. méd. des hôp. de Lyon*,
    1902.

15. Marcou-Mutzner : Cyto-diagnostic et méningite tuberculeuse, *Arch. gen. de médecine*, 1901.

16. J. Courmont et V. Montagard : Sur la cytologie des méningites, *Soc. méd. des hôp. de Lyon*, 1902.

17. Bernard : Variations de la formule leucocytaire dans le cyto-diagnostic d'une méningite, *Lyon médical*, 1901.

18. Tuffier et Milian. — Ponction lombaire et fracture du crâne, *Soc. de biologie*, 1901.

19. Seglas et Nageotte — Cyto-diagnostic du liquide céphalo-rachidien dans les maladies mentales, *Soc. méd. des hôpitaux de Paris*, 1901.

20. Laignel-Lavastine. — Contribution à l'étude du cyto-diagnostic du liquide céphalo-rachidien dans les affections nerveuses, *Soc. méd. des hôpitaux de Paris*, 1901.

21. Faisans. — Cyto-diagnostic dans la méningite tuberculeuse, *Soc. méd. des hôp. de Paris*, 1901.

22. Sicard. — De la forme ambulatoire des méningites bactériennes, *Presse médicale*, 1901.

23. Sorgues et Quiserne. — Cytologie du liquide céphalo-rachidien dans un cas de méningite tuberculeuse à forme hémiplégique, *Soc. méd. des hôp. de Paris*, 1901.

24. Achard et Laubry. — Tumeur du cervelet prise pour une méningite tuberculeuse, *Soc. méd. des hôp. de Paris*, 1901.

25. Apert et Griffon. — Méningite cérébro-spinale de forme ambulatoire. Guérison. Étude cytologique, *Soc. méd. des hôp. de Paris*, 1901.

26. Griffon et Gandy. — Méningites cérébro-spinales ; Cyto-diagnostic; Constatation du méningocoque dans le nez et la gorge. Guérison, *Soc. méd. des hôp. de Paris*, 1901.

27. Renon et Gérandel. — A propos du cyto-diagnostic dans les méningites. Fracture du crâne méconnue pendant la vie, *Soc. méd. des hôp. de Paris*, 1901.

28. Pasturel. — Contribution à la cytologie du liquide céphalo-rachidien, thèse de Toulouse, 1901.

29. Wolff. — Des éléments de diagnostic tirés de la ponction lombaire, thèse de Paris, 1901.

30. Bendix. — Zur cyto-diagnose der meningitis, *Deutsche med. Wochenschrift*, 1901.

31. Maillard, thèse de Bordeaux, 1901.

32. Juillard. — De l'utilisation clinique de la cytologie, cryoscopie, hématolyse, etc., etc., thèse de Genève, 1901.

33. Guinon et Simon. — *Soc. de Pédiatrie*, 1902.

34. ABADIE : Le cyto-diagnostic, *Journal de médecine de Bordeaux*, 1902.

35. PATELLA : Ueber die Cytodiagnose der Exsudate ù. Transsudate, Abstammung ù. Bedeutung der sogenannten Lym phocyten der tuberkulœsen Exsudate. Werth der Cytodiag-nose, *Deutsche med. Wochenschrift*, 1902.

36. DESCOT : Applications cliniques du cytodiagnostic, *Revue de médecine*, 1902.

37. WIDAL, RAVAUT et DOPTER : Sur l'évolution et le rôle phagocytaire de la cellule endothéliale dans les épanchements des séreuses, *Soc. de biologie*, 1902.

38. WOLFF : Transsudate ù. Exsudate, ihre Morphologie ù Unterscheidung, *Zeitschriff f. kl Medicin*, Bd. 42.

39. CZERNSCHWARZ et BRONSTEIN : Ueber Cytodiagnostic, *Berliner kl. Wochenschrift*, 1903.

40. BABINSKI : Méningite cérébro-spinale subaiguë à polynucléaires, *Soc. méd. des hôp. de Paris*, 1902.

41. ACHARD et GRENET : Méningite pneumococcique terminée par la guérison, *Soc. méd. des hôp. de Paris*, 1902.

42. BRION : Polynucleose der cerebrospinalis Flussigkeit bei tuberulous Meningitis, *Unterelsæss Aerzte Verein*, 1903.

43. TARCHETTI et ROSSI : Sul valore della cytodiagnosi, *Clinica medica italiana*, 1903.

44. CONCETTI : Sul significatio e sull importanza della citodiagnosi nelle meningitis dei lambini. *Cl. med. italiana*, 1902.

45. LETIER : Les nouveaux procédés d'investigation dans le diagnostic des méningites tuberculeuses, thèse de Paris, 1903.

46. BRION : Ueber Cyto-diagnostic, *Centralblatt f. allgemeine Pathologie ù pathologische Anatomie*, 1903.

47. SCHOENBORN : Die Cytodiagnose des Liquor cerebro spenalis, *Neurologisches Centralblatt*, 1903.

48. CHAUFFARD et FROIN : Du diagnostic différentiel de l'hémorragie méningée sous-arachidienne et de la méningite cérébro-spinale, *Soc. méd. des hôp. de Paris*, 1903.

49. MAYER : Ueber cytodiagnostische Untersuchung des Liquor cerebrospinalis. *Berliner kl. Wochenschrift*, 1904.

50. LE GENDRE et TERRIEN : Réaction méningée atténuée avec lymphocytose au cours de la grippe, *Soc. méd. des hôp. de Paris*, 1904.

51. BARJON et MAZEL : Lymphocytose et pseudo-lymphocytose, *Arch. gén. de médecine*, 1903.

52. ACHARD et LEPERT : La formule leucocytaire dans quelques infections expérimentales, *Soc. de biologie*, 1904.

83. BARJON et CADE : Sur l'interprétation de la formule cytologique des épanchements dans les séreuses, *Soc. méd. des hop. de Lyon*, 1902.
84. METCHNIKOFF : Sensibilité différente des diverses espèces de leuco-cytes, *Soc. de biologie*, 1902.
85. SCHLINGER : La leucocytose dans les infections expérimentales, *Zeitschrift f. hyg. u. infectious krankheiten*, 1900.
86. BARJON : Leçon de clinique, mai 1904.

Lyon. — Imp. A. Storck et Cⁱᵉ, 8, rue de la Méditerranée

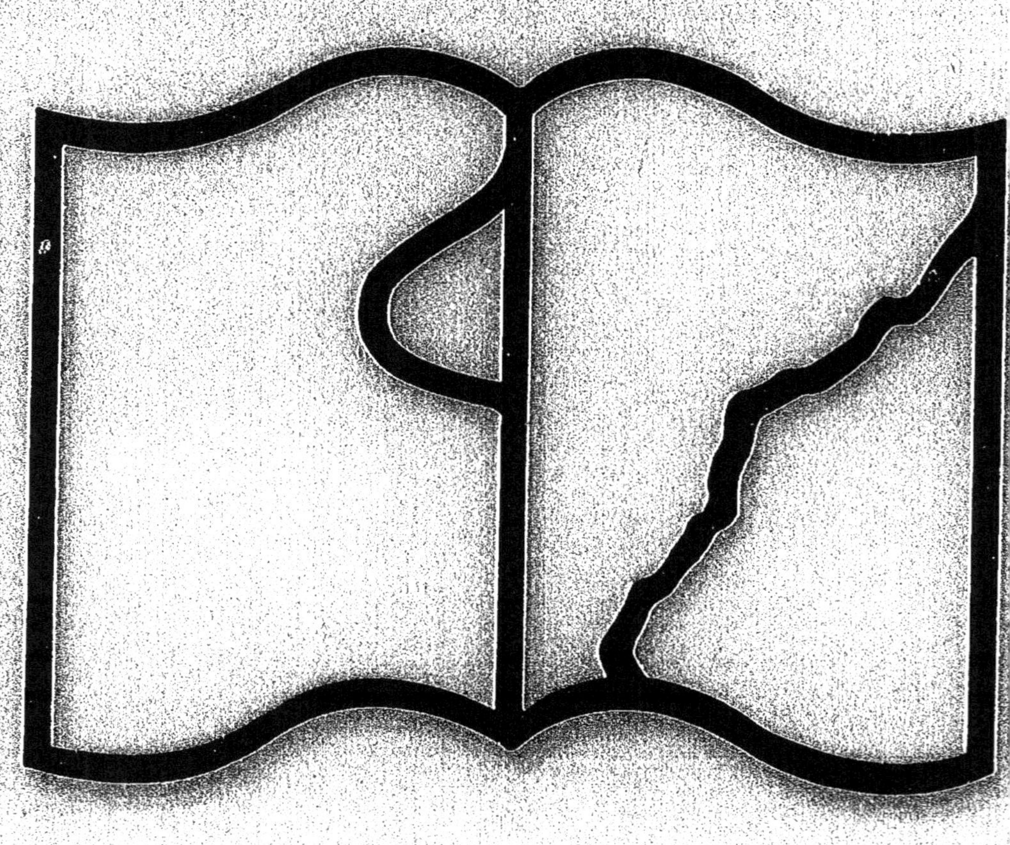

Texte détérioré — reliure défectueuse

NF Z 43-120-11

9 782016 170908